Umschreibungen des Handwerks

Wie lautet des Rätsels Lösung?
Seniorenbeschäftigung und
Gedächtnistraining Rätsel

60 Ratespiele für Senioren – Band 4

Kristina Büttertz

Senioren Beschäftigungen

Folge uns auf Social Media!

Inhaltsverzeichnis

Einleitung

Ich heiße dich zu diesem Buch voller Rätsel herzlich Willkommen. Auf den folgenden Seiten wirst du 60 Umschreibungen kennenlernen. All diese Umschreibungen zielen auf etwas ganz Bestimmtes ab: das Thema Handwerk und alles, was damit zu tun hat! Wir alle wurden im Laufe unseres Lebens schon einmal handwerklich aktiv oder haben zumindest gesehen, wie Menschen handwerklich aktiv wurden. Zumindest wäre es schon eine ganz schöne Seltenheit, einem Schreiner, Bauarbeiter, Tischler, Maler, Elektriker, Mechaniker etc. nie über die Schulter geschaut zu haben. Doch bist du schlagfertig genug, um zu kombinieren, um Begriffe aus dem Handwerk zu erraten? Diese 60 Umschreibungen aus dem Bereich des Handwerks sind in der Regel nicht allzu knifflig. Sie sind überwiegend für Senioren gedacht, welche nach einer Beschäftigung suchen und ihre grauen Zellen etwas bewegen und trainieren wollen. Das schließt auch Senioren mit ein, die an Demenz erkrankt sind. Im besten Fall kaufst du dieses Spiel als Spielleiter und Moderator und stellst diese Fragen an Senioren aus deinem Bekanntenkreis oder Umfeld. Es ist natürlich auch zu empfehlen, diese Rätsel in einem Seniorenheim zu stellen, denn das wird mit Sicherheit eine Menge Spaß verursachen und zudem dafür sorgen, dass Seniorinnen und Senioren fit bleiben. Als Spielleiter liest du die einzelnen Tipps zu jedem Rätsel einfach laut vor. Nach jedem Tipp wartest du eine Weile ab, stellst sicher, dass jeder den Tipp verstanden hat und wartest ab, ob Lösungsvorschläge vorhanden sind. Womöglich kann das Rätsel schon vor der Auflösung gelöst werden und du kannst zum nächsten Quiz übergehen. Nach dem Vorlesen aller Indizien sollte die Lösung klar sein. Die Lösungen befinden sich am Ende des Buches. Das Lösen der Rätsel sorgt für Erfolgserlebnisse im Alltag und kann die Teamdynamik aufmuntern. Denn natürlich kann das Spiel auch in mehreren Gruppen gespielt werden. Die verschiedenen Teams raten dann zusammen und versuchen, auf die richtigen Begriffe zu kommen. Es werden Berufe, Bezeichnungen, Hilfsmittel etc. gesucht, die thematisch zum Überbegriff „Handwerk" passen. Ich wünsche dir in jedem Fall viel Spaß mit den folgenden Rätseln bzw. als Spielleiter viel Erfolg und Spaß an all diejenigen, welche in die Welt des Handwerks abtauchen werden!

P.S. Auf Seite 74 findest du noch ein exklusives Geschenk von uns. Lass dich überraschen!

Rätsel 1:

Welcher Begriff wird gesucht?

Mein Begriff bezeichnet ein wichtiges Werkzeug.

Mein Begriff wird von sämtlichen Handwerkern in vielen unterschiedlichen Bereichen genutzt.

Mein Begriff kann sehr schwer sein.

Mein Begriff hat einen Griff.

Mein Begriff wird mit viel Kraft geschwungen.

Mein Begriff kann den eigenen Finger schwer verletzen, wenn man nicht aufpasst.

Mein Begriff wird häufig in Kombination mit Schrauben verwendet.

Mein Begriff hat eine spitze und eine kantige Seite.

Rätsel 2:

Welcher Begriff wird gesucht?

Mein Begriff sorgt für viel Lärm.

Mein Begriff wird zum Beispiel bei Waldarbeiten verwendet.

Mein Begriff könnte ein sogenannter „Fuchsschwanz" sein.

Mein Begriff ist sehr scharf.

Mein Begriff wird manchmal mit Benzin betrieben.

Mein Begriff muss manchmal aber auch mit viel Körperkraft genutzt werden.

Mein Begriff wird sogar im Zuge einer eigenen Sportart verwendet.

Mein Begriff schneidet, beispielsweise Holz.

Rätsel 5:

Welcher Begriff wird gesucht?

Mein Begriff ist für Handwerker sehr wichtig.

Mein Begriff haben viele auch bei sich zuhause, die ein entsprechendes Hobby haben.

Mein Begriff beheimatet manchmal eine Werkbank.

Mein Begriff beinhaltet verschiedenste Werkzeuge.

Mein Begriff kann zum Bauen genutzt werden.

Mein Begriff ist beispielsweise aber auch dazu da, dass Autos repariert werden können.

Mein Begriff ist der Ort, an dem Autos überprüft werden.

Mein Begriff kann beispielsweise angefahren werden, wenn Reifen gewechselt werden sollen.

Rätsel 6:

Welcher Begriff wird gesucht?

Mein Begriff ist ein Beruf aus dem Handwerk.

Mein Begriff hält sich häufig in einer Werkstatt auf.

Mein Begriff kennt sich sehr gut mit Automobil bzw. Fahrzeugen allgemein aus.

Mein Begriff ist ein Experte der Bewegungslehre.

Mein Begriff schraubt an Autos herum.

Mein Begriff repariert unter anderem Autos.

Mein Begriff wirft häufig einen Blick unter die Motorhaube.

Mein Begriff macht sich häufig schmutzig.

Rätsel 7:

Welcher Begriff wird gesucht?

Mein Begriff ist in allen Größen und Formen erhältlich.

Mein Begriff muss mal gröber, mal zarter und feiner sein.

Mein Begriff hat verschiedenste Borsten.

Mein Begriff kann sehr klein und feingliedrig, aber auch sehr groß sein.

Mein Begriff wird immer wieder hin und her bewegt.

Mein Begriff wird sehr häufig von Malern genutzt.

Mein Begriff ist auch für Künstler sehr wichtig, die Bilder anfertigen.

Mein Begriff ergibt nur in Kombination mit Farbe einen Sinn.

Rätsel 8:

Welcher Begriff wird gesucht?

Mein Begriff ist die Heimat eines bestimmten Handwerkers.

Mein Begriff ist nach dem handwerklichen Berufszweig selbst benannt.

Mein Begriff ist wie eine Firma, die allerhand handwerkliche Aufträge übernimmt.

Mein Begriff ist spartanisch eingerichtet, bietet aber alles, was man zum Arbeiten braucht.

Mein Begriff hat normalerweise auch einen Büro-Teil, in dem die Verwaltung abgewickelt werden kann.

Mein Begriff besitzt viele spezielle Werkzeuge.

Mein Begriff hat viele Materialien vorrätig, damit diverses gebaut werden kann.

Mein Begriff ist für das Anfertigen von Fenstern, Türen etc. notwendig und wichtig.

Rätsel 9:

Welcher Begriff wird gesucht?

Meinen Begriff haben Handwerker eigentlich immer mit dabei.

Meinen Begriff gibt es heutzutage auch schon in elektronischer und vollautomatischer Form.

Mein Begriff wird häufig in Kombination mit einem Bleistift verwendet.

Mein Begriff hat mit Millimetern, Zentimetern und Metern zu tun.

Mein Begriff wird verwendet, um Längen und Distanzen auszurechnen.

Mein Begriff führt dazu, dass Markierungen und Abstände eingezeichnet werden.

Mein Begriff ist häufig ein Band, das ausfahrbar ist.

Mein Begriff kann in seiner klassischen Form „ausgeklappt" werden.

Rätsel 10:

Welcher Begriff wird gesucht?

Mein Begriff hält immer die Balance.

Meinen Begriff haben Handwerker in ihrer Werkzeugkiste eigentlich immer mit dabei.

Mein Begriff kann beispielsweise auch dann behilflich sein, wenn man ein Bild aufhängen möchte.

Mein Begriff ist heutzutage oftmals auch schon elektronisch und funktioniert mit Laser.

Mein Begriff zeigt einem an, ob etwas gerade oder ungerade ist.

Mein Begriff funktioniert mithilfe eines grundlegenden chemischen Elements.

Mein Begriff schwankt zwischen den Extremen.

Mein Begriff sollte sich bestenfalls in seiner eigenen Mitte befinden.

Rätsel 11:

Welcher Begriff wird gesucht?

Mein Begriff schützt vor Schmutz, Staub und vor allem vor Verletzungen.

Mein Begriff zählt zur Schutzkleidung, die ein Handwerker tragen sollte.

Mein Begriff sorgt dafür, dass alles ohne Probleme angefasst werden kann.

Mein Begriff hält automatisch und gleichzeitig warm.

Mein Begriff kann dicker, aber auch recht dünn und damit handlich sein.

Mein Begriff wird verwendet, wenn Materialien nicht sehr griffig sind.

Mein Begriff wird zum Beispiel bei Arbeiten im Wald verwendet.

Mein Begriff wird von Menschen generell im Winter bei eisigen Temperaturen getragen.

Rätsel 12:

Welcher Begriff wird gesucht?

Mein Begriff zählt zur grundlegenden Ausstattung eines Handwerkers.

Mein Begriff kann praktisch an einem Henkel getragen werden.

Mein Begriff kann auch wie ein Gepäckstück aussehen, das allerdings nicht für Gepäck genutzt wird.

Meinen Begriff wird man nicht ohne Schrauben vorfinden.

Mein Begriff wird von verschiedensten Handwerkern immer mitgetragen.

Meinen Begriff gibt es auch im Baumarkt zu kaufen.

Mein Begriff sorgt dafür, dass sämtliche Werkzeuge aufbewahrt und verstaut werden können.

Rätsel 13:

Welcher Begriff wird gesucht?

Mein Begriff macht Lärm.

Mein Begriff funktioniert mithilfe eines Akkus.

Mein Begriff hat verschiedene Aufsätze.

Mein Begriff ist dafür da, um Schrauben entsprechend zu verarbeiten.

Mein Begriff wird von verschiedensten Handwerkern, wie Tischlern oder Schreinern verwendet.

Mein Begriff dreht Schrauben sowohl hinein als auch heraus.

Mein Begriff darf in einem guten Haushalt eigentlich auch nicht fehlen.

Meinen Begriff haben wir alle schon einmal gesehen oder gehört, sobald etwas in eine Wand gebohrt werden soll.

Rätsel 14:

Welcher Begriff wird gesucht?

Mein Begriff lässt Menschen größer werden.

Meinen Begriff stellt man an einem gewünschten Ort auf.

Mein Begriff hat Stufen.

Mein Begriff muss stets vorsichtig verwendet werden.

Mein Begriff wird eingesetzt, wenn etwas an einer Decke gearbeitet werden soll.

Mein Begriff kann manchmal von bestimmten Fahrzeugen auch ausgefahren werden.

Mein Begriff wird häufig von Malern benutzt.

Mein Begriff kann zum Transportieren zugeklappt werden.

Rätsel 15:

Welcher Begriff wird gesucht?

Mein Begriff zählt zur Schutzausstattung mancher Handwerker.

Meinen Begriff wird man auf einer Baustelle sehr häufig sehen.

Mein Begriff ist häufig gelb.

Mein Begriff muss massiv bzw. robust sein, denn sonst erfüllt er seinen Zweck nicht.

Mein Begriff muss beispielsweise auch beim Fahrradfahren getragen werden.

Mein Begriff wird getragen, wenn etwas umfallen kann.

Mein Begriff schützt vor Kopfverletzungen.

Mein Begriff besitzt manchmal auch ein Visier.

Rätsel 16:

Welcher Begriff wird gesucht?

Mein Begriff beschäftigt sich mit Strom und Energie.

Mein Begriff wird manchmal gerufen, wenn etwas mit dem Strom nicht in Ordnung ist.

Mein Begriff ist manchmal auch ein Installateur.

Mein Begriff ist ein Handwerksberuf.

Mein Begriff sollte sich mit physikalischen Gesetzmäßigkeiten gut auskennen.

Mein Begriff hat verschiedenste Geräte zum Messen und Vermessen mit dabei.

Mein Begriff wirft häufig einen Blick auf den Stromkasten.

Mein Begriff ist in Deutschland ein Ausbildungsberuf.

Rätsel 17:

Welcher Begriff wird gesucht?

Mein Begriff nervt viele Autofahrer.

Meinen Begriff haben wir wohl alle schon einmal gesehen.

Mein Begriff ist als Gefahr für Fußgänger und Autofahrer entsprechend gekennzeichnet.

Mein Begriff darf von Unbefugten nicht betreten werden.

Mein Begriff ist erforderlich, wenn eine Straße aufgerissen wird.

Mein Begriff assoziiert man mit einem Presslufthammer.

Mein Begriff kann auch auf einer Autobahn auftauchen und den Verkehr beeinträchtigen.

Mein Begriff blinkt und leuchtet nachts zur Warnung.

Rätsel 18:

Welcher Begriff wird gesucht?

Mein Begriff ist eine Berufsbezeichnung aus dem Handwerk.

Mein Begriff ist danach benannt, was von ihm bzw. ihr manchmal errichtet wird.

Mein Begriff schafft Barrieren, wo sie geschaffen werden sollen.

Mein Begriff muss etwas verputzen oder vergipsen.

Mein Begriff verwendet Spachteln.

Mein Begriff arbeitet mit Kacheln.

Mein Begriff ist für den Rohbau verantwortlich.

Mein Begriff arbeitet zum Beispiel mit Beton oder Stahlbeton.

Rätsel 19:

Welcher Begriff wird gesucht?

Mein Begriff befindet sich häufig in luftiger Höhe.

Mein Begriff ist eine Berufsbezeichnung aus dem Handwerk.

Mein Begriff muss schwindelfrei sein.

Mein Begriff arbeitet an der Verkleidung von Häusern oder Wohnungen.

Mein Begriff ist am Bau eines Hauses beteiligt.

Mein Begriff muss manchmal gerufen werden, nachdem der Wind etwas verwüstet hat.

Mein Begriff arbeitet hauptsächlich mit Ziegelsteinen.

Mein Begriff kann ohne Leiter eigentlich nicht arbeiten.

Rätsel 20:

Welcher Begriff wird gesucht?

Mein Begriff ist ein Mittel, das im Handwerk manchmal verwendet wird.

Mein Begriff befindet sich auf jeder Wohnung und auf jedem Haus.

Mein Begriff ist normalerweise rot bzw. in einem rötlichen Ton zu sehen.

Mein Begriff wird vom Wind abgedeckt.

Mein Begriff ist ein grobkeramisches Bauelement.

Mein Begriff besteht aus gebranntem Ton.

Mein Begriff kann verschiedene Formen haben.

Mein Begriff ist für einen Dachdecker quasi ein „Alltagsgegenstand".

P.S. Auf Seite 74 findest du noch ein exklusives Geschenk von uns. Lass dich überraschen!

Rätsel 21:

Welcher Begriff wird gesucht?

Mein Begriff ist eine Bezeichnung für einen angehenden Handwerker.

Mein Begriff ist jemand, der noch ein sehr guter Handwerker werden will.

Mein Begriff befindet sich in der Ausbildung.

Mein Begriff muss Prüfungen ablegen, um einen „Schritt weiter" gehen zu können.

Mein Begriff sagt aus, dass noch etwas beigebracht wird.

Mein Begriff ist ein Überbegriff.

Mein Begriff könnte man mit dem Begriff „Azubi" vergleichen.

Mein Begriff legt eine sogenannte Gesellenprüfung ab.

Rätsel 22:

Welcher Begriff wird gesucht?

Mein Begriff wird auch verwendet, wenn man „Bursche" oder „Kerl" sagen möchte.

Mein Begriff bezeichnet den Status eines angehenden Handwerksmeisters.

Mein Begriff bezeichnet jemanden, der eine bestimmte Prüfung abgelegt hat.

Mein Begriff erhält einen speziellen Brief nach Bestehen der Prüfung.

Mein Begriff bekommt seinen Titel von der Handwerkskammer verliehen.

Mein Begriff steht hierarchisch unter dem Meister.

Mein Begriff steht hierarchisch über dem Lehrling.

Mein Begriff entstammt dem Altdeutschen (gisello = Hausgenosse).

Rätsel 23:

Welcher Begriff wird gesucht?

Mein Begriff ist eine Bezeichnung für einen bestimmten Handwerker.

Mein Begriff bezeichnet eigentlich keinen Handwerker, sondern seinen Rang bzw. Status.

Mein Begriff leitet sich vom Lateinischen „magister" ab.

Mein Begriff ist ein höherer Berufsabschluss, nicht nur im handwerklichen Bereich.

Mein Begriff befähigt Handwerker dazu, ihr Handwerk selbstständig auszuüben.

Mein Begriff kann Lehrlinge einstellen.

Mein Begriff erhält nach bestandener Prüfung einen bestimmten Brief.

Mein Begriff wird „Mstr" abgekürzt.

Rätsel 24:

Welcher Begriff wird gesucht?

Mein Begriff ist ein Werkzeug.

Mein Begriff ist normalerweise ziemlich schwer.

Mein Begriff wird von Handwerkern verwendet, die Materialien bearbeiten wollen.

Mein Begriff wird auch im Zuge einer eigenen Sportart genutzt.

Meinen Begriff verwenden Handwerker häufig im Wald.

Mein Begriff spaltet.

Mein Begriff wird auch Hacke genannt.

Mein Begriff ist ein Stück Stahl mit einer stählernen Scheide.

Rätsel 25:

Welcher Begriff wird gesucht?

Mein Begriff trägt zur Sicherheit von Handwerkern bei.

Mein Begriff zählt zur Grundausstattung vieler Handwerker.

Mein Begriff sieht aus wie ein Kopfhörer.

Mein Begriff wird verwendet, wenn die Ohren geschützt werden sollen.

Mein Begriff hält Lärm von den Menschen ab.

Mein Begriff kommt beispielsweise bei Waldarbeiten zum Einsatz.

Mein Begriff ist häufig orange.

Mein Begriff isoliert von äußeren Reizen.

Rätsel 26:

Welcher Begriff wird gesucht?

Mein Begriff ist ein beliebtes Werkzeug.

Mein Begriff wird von jeglichen Handwerkern verwendet.

Meinen Begriff haben viele auch bei sich zuhause in der Garage stehen.

Mein Begriff transportiert Dinge von A nach B.

Mein Begriff hat normalerweise einen Reifen.

Mein Begriff besitzt eine größere Metallfläche.

Mein Begriff hat zwei Henkel, damit das Werkzeug „gefahren" werden kann.

Mein Begriff wird zum Abtransport von Gartenabfällen oder Holzresten verwendet.

Rätsel 27:

Welcher Begriff wird gesucht?

Mein Begriff darf in keinem Werkzeugkasten fehlen.

Mein Begriff ist ein zwei-schenkliges Werkzeug.

Mein Begriff besteht aus Griff, Gelenk und Kopf.

Mein Begriff funktioniert nach dem Hebelprinzip.

Meinen Begriff gibt es in verschiedenen Formen und Ausprägungen.

Mein Begriff kann zum Beispiel „kneifen".

Mein Begriff wird zum Verformen verwendet.

Mein Begriff kann die Vorsilbe „Kneif", „Flach" oder z.B. „Loch" haben.

Rätsel 28:

Welcher Begriff wird gesucht?

Mein Begriff ist rund.

Mein Begriff ist normalerweise schwer.

Mein Begriff kann in jedem Baumarkt gekauft werden.

Mein Begriff kann viele verschiedene Farben beinhalten.

Mein Begriff besitzt einen Henkel zum Transportieren.

Mein Begriff wird vor allem von Malern verwendet.

Mein Begriff ist für die Renovierung von Zimmern unerlässlich.

Mein Begriff transportiert das, was Wände verschönert.

Rätsel 29:

Welcher Begriff wird gesucht?

Mein Begriff kann zum Beispiel aus Raufaser bestehen.

Mein Begriff befindet sich in jeder Wohnung und in jedem Haus.

Mein Begriff muss beim Renovieren manchmal entfernt werden.

Mein Begriff dient zur Innenausstattung einer Wohnung.

Mein Begriff kann sehr bunt sein.

Mein Begriff kann viele, verschiedene Motive haben.

Mein Begriff muss manchmal mit einem Spachtel entfernt werden.

Mein Begriff wird mit Farbe bemalt.

Rätsel 30:

Welcher Begriff wird gesucht?

Mein Begriff ist für Künstler wichtig.

Mein Begriff wird von Handwerkern bzw. am ehesten von einem Maler gebraucht.

Mein Begriff schafft Übersicht über verschiedenste Farben.

Mein Begriff deckt alle möglichen Farbtöne ab.

Mein Begriff beinhaltet verschiedene Bezeichnungen, damit entsprechend gemalt werden kann.

Mein Begriff führt dazu, dass entsprechende Eimer gekauft werden.

Mein Begriff wird manchmal wie ein Fächer gehalten.

Mein Begriff kann das Brett sein, auf dem Maler ihre Farben vorfinden.

Rätsel 31:

Welcher Begriff wird gesucht?

Mein Begriff ist ein sehr wichtiges Material für das Handwerk.

Mein Begriff wird zur Verkleidung verwendet.

Mein Begriff wird verwendet, um verschiedenste Materialien herzustellen.

Mein Begriff kann beispielsweise im Wald gewonnen werden.

Mein Begriff wird zum Erwärmen von Wohnungen manchmal verfeuert.

Mein Begriff „arbeitet" redensartlich.

Mein Begriff hat sehr viele verschiedene Arten.

Mein Begriff ist ein nachwachsender Rohstoff.

Rätsel 32:

Welcher Begriff wird gesucht?

Mein Begriff ist ein mechanisch abgetragenes Teilchen.

Mein Begriff besteht meistens aus Metall.

Mein Begriff kann auch bei der Bearbeitung von Holz entstehen.

Mein Begriff taucht in Schreinereien und Werkstätten auf.

Mein Begriff hat verschiedene Formen und Arten.

Mein Begriff ist ein typisches Abfallprodukt in Sägewerken.

Mein Begriff kann auch bei der Kunstverarbeitung entstehen.

Mein Begriff fällt laut einer bekannten Redewendung, wenn gehobelt wird.

Rätsel 33:

Welcher Begriff wird gesucht?

Mein Begriff ist eine Zeichnung.

Mein Begriff wird häufig mit Bleistift angefertigt.

Mein Begriff wird von Handwerkern erschaffen, wenn sie sich einen Überblick verschaffen wollen.

Meinen Begriff könnte man auch als Schablone bezeichnen.

Mein Begriff wird zum Beispiel auch von Architekten angefertigt.

Mein Begriff ist für die Planung von handwerklichen Projekten wichtig.

Mein Begriff wird nach der Zeichnung genauer verarbeitet und konkretisiert.

Mein Begriff bezeichnet einen stichwortartigen Entwurf.

Rätsel 34:

Welcher Begriff wird gesucht?

Mein Begriff ist ein Begriff aus dem Bereich der Elektronik.

Mein Begriff kann einen Ausfall von Strom verursachen.

Mein Begriff ruft manchmal einen Elektriker auf den Plan.

Mein Begriff kann durch Veränderungen der Isolation entstehen.

Mein Begriff kann durch Überhitzung entstehen.

Mein Begriff kann durch den Einfluss von Wasser entstehen.

Mein Begriff ist für den Menschen manchmal hörbar, zu spüren und auch zu sehen.

Mein Begriff kann einen hohen Stromfluss erzeugen.

Rätsel 35:

Welcher Begriff wird gesucht?

Mein Begriff ist ein Handwerksberuf.

Mein Begriff muss täglich sehr früh aufstehen.

Mein Begriff versorgt uns in der Frühe mit Nahrungsmitteln.

Mein Begriff backt sehr viel.

Mein Begriff verkauft Bretzeln oder zum Beispiel Brötchen.

Mein Begriff knetet und backt Teig.

Mein Begriff arbeitet manchmal im Zuge eines Familienbetriebs.

Mein Begriff hat ein eigenes Geschäft, um Waren zu verkaufen.

Rätsel 36:

Welcher Begriff wird gesucht?

Mein Begriff ist für Nahrungsmittel zuständig.

Mein Begriff verkauft waren in einem eigenen Geschäft.

Mein Begriff ist eine Berufsbezeichnung aus dem Handwerk.

Mein Begriff stellt Nahrungsmittel aus Tieren her.

Mein Begriff verkauft unter anderem Wurst.

Mein Begriff verkauft verschiedenstes Fleisch.

Mein Begriff erhält Nahrungsmittel vom Schlachter.

Mein Begriff verkauft zum Beispiel auch Salami oder Schinken.

Rätsel 37:

Welcher Begriff wird gesucht?

Mein Begriff ist eine Berufsbezeichnung aus dem Handwerk.

Mein Begriff beschäftigt sich mit der männlichen Schönheit.

Mein Begriff genutzt Scheren und Rasierapparate.

Mein Begriff schaut im Prinzip den ganzen Tag in den Spiegel.

Mein Begriff arbeitet nach der Zufriedenheit seiner Kunden.

Mein Begriff sorgt für das äußere Erscheinungsbild eines Menschen.

Mein Begriff wäscht, föhnt und schneidet.

Mein Begriff beschäftigt sich mit Haaren.

Rätsel 38:

Welcher Begriff wird gesucht?

Mein Begriff ist eine Berufsbezeichnung aus dem Handwerk.

Mein Begriff beschäftigt sich unter anderem mit Schmuck.

Mein Begriff stellt Edelmetalle her.

Mein Begriff zählt zu den ältesten Handwerksberufen überhaupt.

Mein Begriff schweißt, graviert, punziert und lötet unter anderem.

Mein Begriff legiert.

Mein Begriff fällt unter anderem auf die berühmte Familie Fabergé zurück.

Mein Begriff arbeitet mit Werkbrett in einer speziellen Werkstatt.

Rätsel 39:

Welcher Begriff wird gesucht?

Mein Begriff stattet den Menschen regelmäßig Hausbesuche ab.

Mein Begriff ist meistens schwarz gekleidet.

Mein Begriff macht sich im Zuge seines Arbeitsalltags ziemlich schmutzig.

Mein Begriff geht manchmal bis an die Spitze eines Hauses oder einer Wohnung.

Mein Begriff „fegt" laut Berufsbezeichnung, doch er bzw. sie macht nicht nur das.

Mein Begriff kontrolliert Feuerstätten.

Mein Begriff misst Ab- und Verbrennungsgase.

Mein Begriff ist auch für Rauchableitungen und Lüftungsanlagen verantwortlich.

Rätsel 40:

Welcher Begriff wird gesucht?

Mein Begriff ist eine Berufsbezeichnung aus dem Handwerk.

Mein Begriff fertigt ein bestimmtes Musikinstrument an.

Mein Begriff verdient durch die verkauften Instrumente viel Geld.

Mein Begriff stellt ein Instrument her, das Milliarden von Menschen weltweit bewegt.

Mein Begriff ist jemand, der ein Wunderwerk der Akustik anfertigt.

Mein Begriff restauriert und intoniert das Instrument auch.

Mein Begriff fertigt meistens auch Cembali an.

P.S. Auf Seite 74 findest du noch ein exklusives Geschenk von uns. Lass dich überraschen!

Rätsel 41:

Welcher Begriff wird gesucht?

Mein Begriff ist eine Berufsbezeichnung aus dem Handwerk.

Mein Begriff beschäftigt sich mit Mode.

Mein Begriff passt verschiedenste Kleidungsstücke an.

Mein Begriff benutzt unter anderem Schere und Faden.

Mein Begriff arbeitet mit Stoff.

Mein Begriff arbeitet in Geschäften, die nach dem Beruf selbst benannt sind.

Mein Begriff beschäftigt sich mit Textilverarbeitung allgemein.

Mein Begriff arbeitet mit Nähmaschinen.

Rätsel 42:

Welcher Begriff wird gesucht?

Mein Begriff ist eine Berufsbezeichnung aus dem Handwerk.

Mein Begriff beschäftigt sich unter anderem mit Leder.

Mein Begriff befasst sich mit Sohlen.

Mein Begriff sorgt für das Geläuf der Menschen.

Mein Begriff repariert kaputte Treter.

Mein Begriff ist für die Herstellung und für den Verkauf seiner Waren verantwortlich.

Mein Begriff konkurriert meistens mit größeren Einkaufshäusern.

Mein Begriff fertigt Produkte nach Maß und Vorgabe an.

Rätsel 43:

Welcher Begriff wird gesucht?

Mein Begriff ist eine Berufsbezeichnung aus dem Handwerk.

Mein Begriff beschäftigt sich mit männlicher Schönheit.

Mein Begriff kann Menschen auf verschiedenen Wegen helfen.

Mein Begriff kann sich zum Beispiel mit Schminke und Make-Up beschäftigen.

Mein Begriff kann für Maniküre und Pediküre verantwortlich sein.

Mein Begriff kümmert sich um Haut, Fingernägel, Behaarung etc.

Mein Begriff ist jemand, der sich beruflich mit Körper- und Schönheitspflege befasst.

Mein Begriff kann zum Beispiel Gesichtsbehandlungen geben.

Rätsel 44:

Welcher Begriff wird gesucht?

Mein Begriff ist ein universell eingesetztes Werkzeug.

Mein Begriff kann groß oder klein sein.

Mein Begriff wird auch zum Basteln verwendet.

Mein Begriff wird von Schneidern verwendet.

Mein Begriff wird verwendet, wenn etwas geschnitten bzw. ausgeschnitten werden muss.

Mein Begriff hat manchmal Zacken.

Mein Begriff besitzt zwei Löcher, durch welche die Finger gestreckt werden können.

Mein Begriff hat jeder Schüler in seinem Mäppchen.

Rätsel 45:

Welcher Begriff wird gesucht?

Mein Begriff findet sich in manchen Wohnungen und Häusern wieder.

Mein Begriff erzeugt Wärme.

Mein Begriff wird durch Holz „gefüttert".

Mein Begriff wird vom Handwerksberuf des Schornsteinfegers inspiziert.

Mein Begriff kann verschmutzt sein.

Mein Begriff kann eine Menge Ruß beinhalten.

Mein Begriff entsendet Rauch in die Umgebung.

Mein Begriff beinhaltet Feuer.

Rätsel 46:

Welcher Begriff wird gesucht?

Mein Begriff ist ein Gemisch aus Mehl und Flüssigkeit.

Mein Begriff wird geknetet.

Mein Begriff ist für das Anfertigen diverser Backwaren notwendig.

Mein Begriff wird vom Handwerksberuf des Bäckers bearbeitet.

Mein Begriff ist formbar.

Mein Begriff wird vor allem für Kuchen oder Brot gebraucht.

Mein Begriff wird durch Erhitzen genießbar.

Mein Begriff geht irgendwann „auf".

Rätsel 47:

Welcher Begriff wird gesucht?

Mein Begriff ist ein Material.

Mein Begriff wird von manchen Handwerkern verwendet.

Mein Begriff ist für die Modeindustrie sehr wichtig.

Mein Begriff schmückt oft Jacken oder Schuhe.

Mein Begriff ist für den Handwerksberuf des Schuhmachers wichtig.

Mein Begriff wird durch Gerbung chemisch haltbar gemacht.

Mein Begriff kann aus Tierhaut entstehen und bestehen.

Mein Begriff wird beispielsweise auch für Gürtel verwendet.

Rätsel 48:

Welcher Begriff wird gesucht?

Mein Begriff ist ein Beruf aus dem Handwerk.

Mein Begriff ist mit dem Fenster- und Glasfassadenbau beschäftigt.

Mein Begriff arbeitet mit Schleifmaschinen.

Mein Begriff kann sich in Deutschland zum Gesellen und dann zum Meister ausbilden lassen.

Mein Begriff arbeitet mit Glasschneidern.

Mein Begriff ist für die Verglasung verantwortlich.

Mein Begriff arbeitet laut dem entsprechenden Wappen mit Lötkolben und Hammer.

Mein Begriff beschäftigt sich nicht nur, aber vor allem mit dem Material im Begriff.

Rätsel 49:

Welcher Begriff wird gesucht?

Mein Begriff ist ein Handwerksberuf.

Mein Begriff ist ein Beruf aus dem Handwerk, an den man im ersten Moment vielleicht nicht denkt.

Mein Begriff ist mit der Herstellung eines Getränks beschäftigt.

Mein Begriff sorgt für die Herstellung dieses beliebten Getränks in großen Kesseln.

Mein Begriff braut dieses Getränk, das später in Kneipen und Gaststätten getrunken wird.

Mein Begriff nutzt lebensmitteltechnische Prozesse für die Produktion.

Mein Begriff beschäftigt sich mit Hefe und Malz.

Mein Begriff beschäftigt sich unter anderem mit dem sogenannten Maischen.

Rätsel 50:

Welcher Begriff wird gesucht?

Mein Begriff ist scharf.

Mein Begriff kann auch in der Küche verwendet werden.

Meinen Begriff gibt es auch „für die Tasche".

Mein Begriff hat eine Klinge.

Mein Begriff wird im Handwerk verwendet, wenn etwas gekürzt werden soll.

Mein Begriff muss sorgfältig transportiert und verwendet werden.

Mein Begriff ist Bestandteil des klassischen Bestecks zum Essen.

Mein Begriff ist in allen Formen und Farben zu kaufen und zu haben.

Rätsel 51:

Welcher Begriff wird gesucht?

Mein Begriff ist lang.

Mein Begriff ist dünn.

Mein Begriff kann in vielen verschiedenen Farben existieren.

Mein Begriff wird zum Nähen verwendet.

Mein Begriff ist für die Welt der Mode wichtig.

Mein Begriff wird vom Schneider gebraucht und verwendet.

Mein Begriff besteht aus Garnfäden.

Mein Begriff wird auch für Pakete verwendet.

Rätsel 52:

Welcher Begriff wird gesucht?

Mein Begriff erzeugt sehr viel Lärm.

Mein Begriff erzeugt durch gepresste Luft sehr viel Energie.

Mein Begriff wird von Bauarbeitern verwendet.

Mein Begriff lässt sich auf Baustellen vorfinden.

Mein Begriff wird zur Bearbeitung von Straßen verwendet.

Mein Begriff erzeugt Druckluft durch einen Kompressor.

Mein Begriff ist ein ganz spezieller Hammer.

Mein Begriff ist eine mobile Maschine.

Rätsel 53:

Welcher Begriff wird gesucht?

Mein Begriff ist für Vermessungen wichtig.

Mein Begriff wird manchmal hinter dem Ohr getragen.

Mein Begriff eignet sich für Skizzen und Pläne.

Mein Begriff wird verwendet, um etwas Bestimmtes einzuzeichnen.

Mein Begriff war schon in der Grundschule im Mäppchen zu finden.

Mein Begriff besteht nicht aus dem Material, welches im Begriff selbst vorkommt.

Mein Begriff ist meistens grau und zeichnet auch grau.

Mein Begriff kann feiner oder gröber sein.

Rätsel 54:

Welcher Begriff wird gesucht?

Mein Begriff ist sehr geläufig und dürfte jeder Handwerker besitzen.

Mein Begriff dürfte auch zum Arsenal eines jeden Hobby-Handwerkers gehören.

Meinen Begriff haben vermutlich viele von uns in der Garage.

Mein Begriff wird zum Schippen von Schnee verwendet.

Mein Begriff wird zum Umgraben und Bearbeiten von Erde verwendet.

Mein Begriff hat einen Stiel bzw. Griff für den optimalen Grip.

Mein Begriff besteht zumeist aus Metall.

Mein Begriff kann dabei helfen, Materialien von A nach B zu befördern.

Rätsel 55:

Welcher Begriff wird gesucht?

Mein Begriff kennt sich mit physikalischen Belangen aus.

Mein Begriff sorgt bei Menschen für den besseren Durchblick.

Mein Begriff kann sich in Deutschland ausbilden lassen.

Mein Begriff ist ein Handwerksberuf, an den man vielleicht nicht sofort denkt.

Mein Begriff schaut unter anderem danach, dass eine Brille gut sitzt.

Mein Begriff beschäftigt sich mit dem Sehen und Sehhilfen.

Mein Begriff fertigt unter anderem Brillengläser an.

Mein Begriff beschäftigt sich mit Themen wie zum Beispiel mit einer Winkelfehlsichtigkeit.

Rätsel 56:

Welcher Begriff wird gesucht?

Mein Begriff ist eine Auszeichnung.

Mein Begriff kann man sich einrahmen und an die Wand hängen.

Mein Begriff ist eine Auszeichnung für einen ausgelehrten Handwerker.

Mein Begriff wird verliehen, wenn ein Handwerker seine finalen Prüfungen abgelegt hat.

Mein Begriff ist eine Bestätigung dafür, dass ein Handwerker seinem Beruf nun selbstständig nachgehen kann.

Mein Begriff wird entsprechend auch an Gesellen verliehen.

Mein Begriff ist eine Urkunde.

Mein Begriff gilt europaweit und ergänzt das Diplom, das ein ausgelernter Handwerker erhält.

Rätsel 57:

Welcher Begriff wird gesucht?

Mein Begriff wird von Handwerkern hergestellt.

Mein Begriff wird auch von Handwerkern eingebaut.

Mein Begriff kann von einem Glaser oder einem Schreiner hergestellt bzw. verbaut werden.

Mein Begriff ist in jeder Wohnung und in jedem Haus vorzufinden.

Mein Begriff kann nach innen oder nach außen geöffnet werden.

Mein Begriff besitzt Glasscheiben.

Mein Begriff hat meistens ein zugehöriges Brett.

Mein Begriff bringt mehr Licht in den Alltag.

Rätsel 58:

Welcher Begriff wird gesucht?

Mein Begriff ist ein sehr geläufiges Material.

Mein Begriff ist transparent.

Mein Begriff wird zum Beispiel für Fensterscheiben verwendet.

Mein Begriff kann einfach zerbrochen werden.

Mein Begriff ist lichtdurchlässig.

Mein Begriff hat im Handwerk einen eigenen Berufszweig.

Mein Begriff wird unter anderem zum Trinken verwendet.

Mein Begriff ist das Material für Spiegel.

Rätsel 59:

Welcher Begriff wird gesucht?

Mein Begriff besteht oftmals aus Holz.

Mein Begriff hat Beine, kann aber nicht laufen.

Mein Begriff ist unterschiedlich hoch und groß.

Mein Begriff ist ein Begriff aus dem Handwerk, weil es aus diesem Bereich hergestellt wird.

Mein Begriff hat sogar eine eigene Berufsbezeichnung für Menschen, die dieses Produkt unter anderem herstellen.

Mein Begriff wird beispielsweise zum Essen benutzt.

Mein Begriff kann auch zum Schreiben genutzt werden.

Mein Begriff kommt oft in Kombination mit Stühlen vor.

Rätsel 60:

Welcher Begriff wird gesucht?

Mein Begriff kann sämtliche Berufe ausüben, doch er sollte mit den Händen begabt sein.

Mein Überbegriff kann meistens durch Ausbildungsberufe erlernt werden.

Mein Begriff bezeichnet sämtliche Berufe, die hier im Zuge dieses Buches schon gesucht wurden.

Mein Begriff ist kein geschützter Begriff, es gibt also auch viele, die sich so im Zuge eines Hobbys bezeichnen.

Mein Begriff beschreibt, dass etwas mit den Händen geschaffen und gearbeitet wird.

Mein Begriff kann ein Elektriker, Bäcker, Tischler, Schreiner, Maler etc. sein.

P.S. Auf Seite 74 findest du noch ein exklusives Geschenk von uns. Lass dich überraschen!

Lösungen

Der Begriff zu Rätsel 1 lautet: Hammer

Der Begriff zu Rätsel 2 lautet: Säge

Der Begriff zu Rätsel 3 lautet: Schraube

Der Begriff zu Rätsel 4 lautet: Maler

Der Begriff zu Rätsel 5 lautet: Werkstatt

Der Begriff zu Rätsel 6 lautet: (KFZ-)Mechaniker

Der Begriff zu Rätsel 7 lautet: Pinsel

Der Begriff zu Rätsel 8 lautet: Schreinerei

Der Begriff zu Rätsel 9 lautet: Zollstock

Der Begriff zu Rätsel 10 lautet: Wasserwaage

Der Begriff zu Rätsel 11 lautet: Handschuhe

Der Begriff zu Rätsel 12 lautet: Werkzeugkasten

Der Begriff zu Rätsel 13 lautet: Akkubohrer

Der Begriff zu Rätsel 14 lautet: Leiter

Der Begriff zu Rätsel 15 lautet: Helm / Schutzhelm

Der Begriff zu Rätsel 16 lautet: Elektriker

Der Begriff zu Rätsel 17 lautet: Baustelle

Der Begriff zu Rätsel 18 lautet: Maurer

Der Begriff zu Rätsel 19 lautet: Dachdecker

Der Begriff zu Rätsel 20 lautet: Dachziegel

Der Begriff zu Rätsel 21 lautet: Lehrling

Der Begriff zu Rätsel 22 lautet: Geselle

Der Begriff zu Rätsel 23 lautet: Meister

Der Begriff zu Rätsel 24 lautet: Axt

Der Begriff zu Rätsel 25 lautet: Kopfschutz

Der Begriff zu Rätsel 26 lautet: Schubkarre

Der Begriff zu Rätsel 27 lautet: Zange

Der Begriff zu Rätsel 28 lautet: Farbeimer

Der Begriff zu Rätsel 29 lautet: Tapete

Der Begriff zu Rätsel 30 lautet: Farbpalette

Der Begriff zu Rätsel 31 lautet: Holz

Der Begriff zu Rätsel 32 lautet: Späne

Der Begriff zu Rätsel 33 lautet: Skizze

Der Begriff zu Rätsel 34 lautet: Kurzschluss

Der Begriff zu Rätsel 35 lautet: Bäcker

Der Begriff zu Rätsel 36 lautet: Fleischer / Metzger

Der Begriff zu Rätsel 37 lautet: Friseur

Der Begriff zu Rätsel 38 lautet: (Gold-)schmied

Der Begriff zu Rätsel 39 lautet: Schornsteinfeger

Der Begriff zu Rätsel 40 lautet: Klavierbauer

Der Begriff zu Rätsel 41 lautet: Schneider

Der Begriff zu Rätsel 42 lautet: Schuhmacher

Der Begriff zu Rätsel 43 lautet: Kosmetiker

Der Begriff zu Rätsel 44 lautet: Schere

Der Begriff zu Rätsel 45 lautet: Kamin

Der Begriff zu Rätsel 46 lautet: Teig

Der Begriff zu Rätsel 47 lautet: Leder

Der Begriff zu Rätsel 48 lautet: Glaser

Der Begriff zu Rätsel 49 lautet: Bierbrauer

Der Begriff zu Rätsel 50 lautet: Messer

Der Begriff zu Rätsel 51 lautet: Schnur

Der Begriff zu Rätsel 52 lautet: Presslufthammer

Der Begriff zu Rätsel 53 lautet: Bleistift

Der Begriff zu Rätsel 54 lautet: Schaufel

Der Begriff zu Rätsel 55 lautet: Optiker

Der Begriff zu Rätsel 56 lautet: Meisterbrief

Der Begriff zu Rätsel 57 lautet: Fenster

Der Begriff zu Rätsel 58 lautet: Glas

Der Begriff zu Rätsel 59 lautet: Tisch

Der Begriff zu Rätsel 60 lautet: Handwerker

ENDE

<u>Ich hoffe, das Buch hat dir gefallen.</u>

Im Übrigen wäre ich Dir sehr dankbar, wenn du dir eine Minute Zeit für ein Feedback auf Amazon.de nimmst!

Rezensionen sind für uns freie Autoren sehr wichtig, denn darüber werden sie gemessen! Nimm dir daher doch bitte die Minute Zeit und schreibe eine ehrliche Rezension über dieses Buch!

Weitere Senioren Beschäftigungen

Wir bemühen uns sehr und bringen stetig neue Bücher für Senioren raus, damit es nie langweilig wird ☺

Weitere Bücher von uns findest du hier:

Direkt zu unseren Büchern auf Amazon:
http://bit.ly/sb-autorenseite

Unsere Webseite:
https://senioren-beschaeftigungen.de

Weitere Beschäftigungs Bücher findest du auf Amazon.de, indem du in die Suchleiste „Kristina Büttertz" eingibst, auf eines unserer Bücher klickst, und dann unterhalb des Titels auf dir Buchreihe „Senioren Beschäftigungen" klickst.

<u>Vielen Dank für die Unterstützung.</u>

Unser Genschenk an dich 

Als Dankeschön und EXKLUSIVER Käufer unseres Buchs, möchten wir dir ein Geschenk machen.

---

100 kostenlose Seniorenbeschäftigungen

UND die 10 Eigenschaften über die ein Seniorenbetreuer/in unbedingt verfügen sollte. (Inkl. Stundenzettel für Seniorenbetreuer!)

Du kannst dir das Geschenk unter folgendem Link herunterladen:

https://bit.ly/unsergeschenk

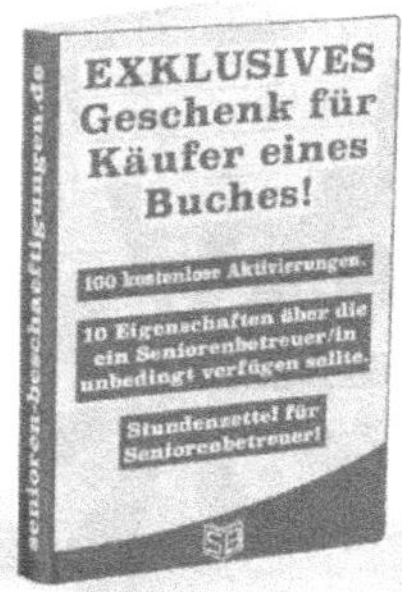

Haftungsausschluss

Die Umsetzung aller enthaltenen Informationen, Anleitungen und Strategien dieses Buchs erfolgt auf eigenes Risiko. Für etwaige Schäden jeglicher Art kann der Autor aus keinem Rechtsgrund eine Haftung übernehmen. Für Schäden materieller oder ideeller Art, die durch die Nutzung oder Nichtnutzung der Informationen bzw. durch die Nutzung fehlerhafter und/oder unvollständiger Informationen verursacht wurden, sind Haftungsansprüche gegen den Autor grundsätzlich ausgeschlossen. Ausgeschlossen sind daher auch jegliche Rechts- und Schadensersatzansprüche. Dieses Werk wurde mit größter Sorgfalt nach bestem Wissen und Gewissen erarbeitet und niedergeschrieben. Für die Aktualität, Vollständigkeit und Qualität der Informationen übernimmt der Autor jedoch keinerlei Gewähr. Auch können Druckfehler und Falschinformationen nicht vollständig ausgeschlossen werden. Für fehlerhafte Angaben vom Autor kann keine juristische Verantwortung sowie Haftung in irgendeiner Form übernommen werden.

Urheberrecht

Impressum: